NOTICE

SUR

M. L'ABBÉ CAILLE

Chanoine Honoraire

ARCHIPRÊTRE, CURÉ DE LA TRINITÉ DE VENDOME

OFFICIER D'ACADÉMIE

BLOIS
IMPRIMERIE LECESNE, RUE DENIS-PAPIN
1882

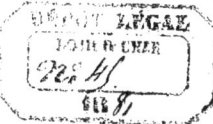

NOTICE

SUR

M. L'ABBÉ CAILLE

Chanoine Honoraire

ARCHIPRÊTRE, CURÉ DE LA TRINITÉ DE VENDOME

OFFICIER D'ACADÉMIE

BLOIS

IMPRIMERIE LECESNE, RUE DENIS-PAPIN

1882

NOTICE

SUR

M. L'ABBÉ CAILLE

Chanoine Honoraire

ARCHIPRÊTRE, CURÉ DE LA TRINITÉ DE VENDOME

OFFICIER D'ACADÉMIE

Le jeudi 27 octobre, nous avons accompagné à sa dernière demeure M. l'abbé Caille, curé de la Trinité, archiprêtre de Vendôme. La *Semaine religieuse* a rendu compte de ses funérailles. Elle a redit les regrets que laisse après lui ce glorieux vétéran du sacerdoce, ce saint prêtre dont la vie était pour tous l'image même du devoir et du dévouement.

En racontant ici cette vie si belle, si bien remplie, si digne de nous servir de modèle à tous, nous avons voulu, nous aussi, rendre un hommage, un dernier hommage à celui que nous étions habitué, depuis si longtemps, à vénérer comme un maître et à aimer comme un père. Des exemples comme ceux qu'il nous a laissés sont toujours bons à rappeler; dans les temps malheureux que nous traversons ils consolent et fortifient. Puisse notre plume être l'interprète fidèle de nos sentiments!

Pierre-Denis Caille naquit à Sargé, le 9 octobre 1797. Son origine fut modeste. Ses parents étaient d'honnêtes artisans, aux mœurs antiques, fidèles à toutes les pratiques de la religion, et préférant la foi qu'ils tenaient de leurs pères à tous les trésors du monde. Ce fut au foyer de cette famille chrétienne qu'il puisa le germe de ses vertus. Sous l'influence des exemples qu'il avait tous les jours sous les yeux, il se sentit de bonne heure de l'attrait pour l'état ecclésiastique. Au premier appel de Dieu, il obéit aussitôt avec cette simplicité qui fut toujours le trait distinctif de sa nature. Sa vocation une fois connue, il fit tout pour s'en rendre digne. Pour aider en lui l'action de la grâce et le diriger dans ses voies, la Providence lui ménagea les conseils et l'amitié d'un homme dont le souvenir devait toujours tenir une grande place dans son cœur. C'était M. l'abbé Dubois, alors curé de Sargé, et qui mourut chanoine de la Cathédrale vers 1845. Jamais des mains plus dignes ne formèrent l'âme d'un enfant. Aux jours sanglants de la Terreur, presque au sortir du Séminaire, l'abbé Dubois avait confessé la foi et souffert pour elle sur les pontons de Rochefort. La mort l'avait épargné, et plus tard, dans son humble presbytère, il se plaisait à cultiver lui-même les vocations naissantes qui promettaient à l'Eglise de futurs défenseurs. C'est de cette école bénie de Dieu que sortirent tant de prêtres distingués dont la vie a été l'honneur de ce diocèse. Qu'il nous suffise de citer, avec celui que nous pleurons en ce moment, M. l'abbé Breteau, dont la mémoire est toujours en vénération dans la paroisse de la Madeleine, et M. l'abbé Neveu, ancien curé de Sasnières, qui cachait sous tant de simplicité une science si profonde et si variée.

Ses classes élémentaires terminées, le jeune élève du curé de Sargé quitta sa famille, et entra au Petit Séminaire d'Orléans. Préparé comme il l'était par son éducation première, il montra aussitôt toutes les vertus qui font le bon séminariste. Pieux, régulier, portant dans toutes ses actions un grand esprit de foi, il était pour ses condisciples un sujet d'édification. Comme à cette époque le monopole universitaire était dans toute sa rigueur, il subit la loi commune, et fit au lycée de la ville ses humanités.

A une mémoire excellente, il unissait toutes les aptitudes requises pour la culture des lettres, un goût sûr, beaucoup de pénétration d'esprit, le sentiment du beau. Aussi ses progrès furent-ils rapides. Ses rapports assidus, intelligents, avec nos grands écrivains, la lecture de leurs chefs-d'œuvre interprétés devant lui par des maîtres habiles, développèrent ses idées, mûrirent son jugement, et le préparèrent dignement aux études sérieuses du Grand Séminaire. Ces études, il les commença sous les plus heureux auspices. Il eut pour professeur de philosophie M. l'abbé Morisset, esprit d'élite, qui débutait alors dans l'enseignement à côté de l'abbé Parisis, et pouvait, comme lui, sans son excessive modestie, devenir plus tard une des gloires de l'Episcopat français.

Le jeune séminariste ne fut pas longtemps sans apprécier le mérite de son nouveau maître. S'il admira, comme les autres élèves, sa parole lucide, éloquente, l'art avec lequel il les conduisait, sur les pas de Leibnitz et de Bossuet, à la recherche de la vérité, il n'aima pas moins ce caractère plein d'aménité et de franchise, cette âme humble qui semblait s'ignorer elle-même, et dès lors il lui voua un attachement que rien dans la suite ne put affaiblir. Du reste, comme tous les esprits droits et les bons cœurs, l'abbé Caille garda toujours à ceux qui l'avaient élevé la plus vive reconnaissance, se rappelant avec bonheur ce Séminaire où s'étaient écoulées tant de belles années de sa vie : précieux souvenirs que le temps ne vieillissait point, et qui étaient, je le sais, un de ses meilleurs délassements au milieu des labeurs du ministère.

Quand il eut fini son cours de théologie, il occupa pendant un an la chaire de quatrième au Petit Séminaire, et fut ensuite nommé vicaire de Romorantin.

Nous sommes à l'année 1821. Les anciens du sanctuaire se rappellent encore la déplorable situation où était notre diocèse à cette époque. Les vides que la révolution avait faits dans les rangs du clergé étaient loin d'être comblés. Près de la moitié de nos églises étaient sans pasteurs. C'étaient deux, quelquefois trois paroisses, que chaque curé avait à desservir. La Sologne, eu égard à ses conditions physiques, ressentait, plus que toute autre partie du diocèse, les conséquences de ce triste état de choses. Dans ces déserts de sable, où les centres de population sont si éloignés les uns des autres, le ministère du prêtre ressemblait assez à celui du missionnaire dans les solitudes du Nouveau-Monde : de longues courses et beaucoup de peine. Ici, l'abbé

Caille était dans son élément. Cette vie tout apostolique allait à son tempérament, qui ne compta jamais avec la fatigue. Nous le voyons donc, tout à la fois, vicaire de Romorantin, aumônier de l'hôpital, desservant de Lanthenay, paroisse de 2,000 habitants. Les obligations attachées à ce triple ministère sont nombreuses, pénibles, et on sait quelle conscience il met à les remplir ; n'importe, le besoin qu'il a de se dépenser pour le salut des âmes n'est pas encore satisfait. C'est toujours avec empressement qu'il se rend aux désirs de ses confrères, toutes les fois que ceux-ci réclament de lui quelque service, prêchant des premières communions, des fêtes patronales, tantôt à Pruniers, tantôt à Villefranche, allant plus loin, s'il le faut, dès qu'on fait appel à sa bonne volonté. Tant d'occupations étonnent à bon droit ; et, en effet, s'il ne succombe pas sous le fardeau, c'est qu'alors son zèle trouvait dans sa robuste santé un auxiliaire qui ne lui fit jamais défaut.

Sur la fin de sa vie, quand ses forces étaient déjà bien affaiblies, le bon curé de la Trinité revenait volontiers sur ces premières années de son ministère. Avec les illusions de son imagination, il se voyait encore en pleine Sologne, allant de paroisse en paroisse, franchissant d'un pas leste d'immenses espaces ; et c'était toujours avec un sourire de satisfaction qu'il racontait comment, en le voyant passer près de lui, le paysan solognot, étonné, émerveillé de la rapidité de son allure, s'était écrié plus d'une fois : Dieu ! que Monsieur Caille marche bien !

Il était tout entier, depuis onze ans, à cette vie laborieuse, aimé de tous autant qu'estimé pour ses vertus, quand un événement imprévu vint le faire connaître à fond, et mettre en relief toutes les grandes qualités de cette âme vraiment sacerdotale. En 1832, après des secousses politiques qui avaient ébranlé tous les trônes, un mal affreux, plus terrible que cette peste noire qui avait tant de fois décimé nos pères, apparut en Europe : c'était le choléra. Bravant toutes les mesures que les gouvernements prenaient pour arrêter sa marche, le fléau s'avançait, s'élançant, plus rapide que l'éclair, d'un point à un autre, portant partout avec lui l'épouvante et la mort. Ce fut vers le mois de mars qu'il fit

Lubin. Cet éloignement de l'église avait plus d'un inconvénient, sans compter la perte de temps qu'occasionnait chaque jour le va-et-vient exigé par les besoins du ministère. Il voulut se rapprocher du centre de ses travaux, et fixer sa demeure près du sanctuaire où allait désormais se concentrer sa vie tout entière. Pour cela, il jeta les yeux sur l'ancienne abbatiale de la Trinité, charmant édifice attenant à l'église même. Il se mit aussitôt en rapport avec son propriétaire : les deux parties s'entendirent facilement. Après quelques pourparlers, le contrat de vente fut signé, et l'abbé Caille, un an ou deux après son arrivée à Vendôme, prenait possession de son nouveau presbytère. Maintenant rien n'entrave plus ses efforts, et nous allons le voir employer, pour la gloire de Dieu et le salut des âmes, cette activité généreuse qui, pendant quarante-sept ans, simplement, sans bruit, a réalisé parmi nous tant de grandes choses.

Dans tous les temps, le zèle pour la Maison du Seigneur a été le trait distinctif, l'expression naturelle de la piété. Dans leur désir de propager la gloire de Dieu, les âmes saintes et élevées se sont toujours plu à embellir son temple et à le rendre digne de sa sublime destination. Ce zèle, l'abbé Caille le sentait brûler au fond de son cœur. Il allait trouver pour l'exercer un vaste champ.

Tout le monde connaît notre église de la Trinité, cette merveille où l'art gothique, sous ses formes variées, resplendit dans tout son éclat. Depuis que les fils de saint Benoist, dispersés par la tempête révolutionnaire, ne veillaient plus sur lui, ce noble édifice se ressentait de son abandon. Des piliers dégradés, des verrières brisées; le superbe portail, par lequel Marie de Luxembourg avait terminé le travail des moines, indignement défiguré ; partout des mutilations, des traces de vandalisme : tel était l'aspect qu'il présentait quand l'abbé Caille en prit possession. Ce spectacle toucha son cœur. Le nouveau curé se promit de relever ces ruines, dont la vue attristait la foi du chrétien autant que les yeux de l'artiste. Mais que pouvait-il, seul, avec ses faibles ressources, pour un pareil projet ? Tout est possible à celui qui croit. Il le savait, aussi n'hésita-t-il pas un instant. L'argent arriva, et, pour être cachées, les sources où il allait puiser n'en furent pas moins abondantes. Grâce à elles, il commença aussitôt son œuvre de restauration. Une fois commencée, il ne l'abandonna plus.

Les fidèles de la paroisse, du moins les anciens qui les connaissaient, regrettaient de ne plus voir à leur place les stalles qui jadis ornaient le chœur des Bénédictins. On n'avait point oublié leur belle symétrie, leur style si pur et si gracieux ; tant de pieuses figures, tant de scènes intéressantes si finement sculptées, et les anges qui voltigeaient en jouant de la trompette, et les madones au pied de la croix, si tristes qu'elles arrachaient des larmes. L'abbé Caillé comprit ces regrets, et commença sur-le-champ des démarches pour rendre à son église ce curieux spécimen de l'art au xvie siècle. Ces démarches furent couronnées d'un plein succès. Il retrouva, et parvint, à force de sacrifices, à acquérir ces stalles, que le hasard des révolutions avait reléguées au fond d'une obscure église de campagne (1). Ce sont elles qui, réparées avec intelligence, sont aujourd'hui pour tous ceux qui visitent notre Basilique l'objet d'une légitime admiration.

Ce résultat l'encourage. Les stalles replacées, il s'attache aux différentes parties de l'édifice qui ont le plus souffert. Les murs qui menacent ruine, les piliers, les contreforts que le temps a ébranlés, sont consolidés. Les dalles, qu'avaient foulées tant de générations, étaient usées : il les remplace par d'autres plus larges et de meilleur effet. Il exhausse le sol des douze chapelles qui rayonnent autour du sanctuaire, et chacune d'elles reçoit une grille en fer ouvragé. Ces travaux terminés, il fait un pas de plus, il aborde l'art proprement dit. Mais, il faut l'avouer, ses premiers essais sous ce rapport ne furent pas heureux. A cette époque, l'architecture gothique n'avait pas encore triomphé des injustes préjugés du xviie siècle. La pensée de nos pères n'était pas comprise. Pour beaucoup d'esprits, et des meilleurs, ces roses qui s'épanouissent de tous côtés, ces pierres découpées comme des dentelles, ces voûtes aériennes que soutiennent des piliers si minces, tout cela n'était que vain raffinement. A leurs yeux, il n'y avait de beau que l'architecture grecque. Le curé de la

(1) A Lunay.

Trinité subit malgré lui l'influence de son temps, mais ses idées se modifièrent peu à peu. Les brillantes monographies de Montalembert avaient fait voir le moyen âge sous son vrai jour, et donné la clef des beautés trop longtemps ignorées de son architecture religieuse. D'autres écrivains avaient repris sa thèse, et montré comme lui la sublime poésie de nos églises ogivales. L'abbé Caille s'éclaira de leurs recherches, il y puisa des vues nouvelles, une notion vraie des principes de l'art catholique, et les mit en pratique. Désormais tous les ouvrages qu'il entreprend portent le cachet du naturel et du bon goût. Tout change, tout s'embellit dans son église. Il construit la chapelle de la Compassion, et rien n'émeut l'âme comme le groupe en pierre qui la décore, comme cette mère de douleurs qui tient sur ses genoux et arrose de ses larmes le corps de son divin fils (1)! Il débarrasse le sanctuaire des faux ornements que le siècle dernier y avait accumulés, et l'enrichit ensuite d'un autel en marbre sculpté. Il obtient du gouvernement et remet à neuf les cloitres qui longent la nef méridionale de l'église, et en sont à présent comme le vestibule. A son tour, le grand portail, si longtemps défiguré, sort de ses ruines, et étale de nouveau les splendeurs de son architecture flamboyante. Vis-à-vis du banc de fabrique, si élégant lui-même, se dresse une chaire, dont l'aspect grandiose rappelle les chaires si renommées des vieilles cathédrales flamandes. Ce fut par elle qu'il termina son œuvre. Et quand, en 1872, le Congrès archéologique de France vint tenir ses assises dans notre ville, les travaux qu'avait exécutés l'abbé Caille furent examinés avec intérêt, et reçurent de cette grande assemblée une entière approbation. Deux ouvriers parmi ceux qu'il avait employés, deux artistes dont le ciseau rivalisa plus d'une fois avec celui des grands maîtres, obtinrent chacun une médaille d'honneur (2). A la suite de cette visite, une décision du ministère des beaux-arts plaça la Trinité parmi les monuments histo-

---

(1) Ce beau groupe est un don de la reine Marie-Amélie, qui, elle aussi, connut toutes les douleurs qu'une mère peut éprouver.
(2) Ces deux ouvriers vendômois, que nous nommons ici avec plaisir, sont Moussine père et Pierre Leroy.

riques. Des ressources plus abondantes allaient désormais continuer ce qui avait été si bien commencé. C'était le salut de notre chère et magnifique église.

Il est un autre sanctuaire plus cher encore à la Divinité que les temples matériels, c'est l'âme des fidèles. Ce sanctuaire, nous n'avons pas besoin de le dire, l'abbé Caille, en même temps qu'il embellissait son église, ne lui épargnait ni ses soins ni son dévouement. Dès le premier instant de son arrivée parmi nous, il avait commencé son fructueux apostolat. Et ici, comment, dans un cadre aussi restreint que celui de cette Notice, esquisser, même à grands traits, cette vie si bien remplie? Comment refaire, avec nos simples souvenirs, cette belle figure du prêtre selon le cœur de Dieu? De tous les devoirs imposés au sacerdoce, lequel n'a-t-il pas rempli avec la plus exemplaire exactitude?

L'abbé Caille était avant tout un homme intérieur, un homme d'oraison; et, comme tous les bons prêtres, c'est dans la prière qu'il a puisé le principe de sa vie sainte et édifiante. Tous les matins, aux premiers tintements de l'*Angelus,* il quittait son presbytère : il entrait dans l'église, toujours son bréviaire sous le bras, et, la démarche grave, recueillie, il allait s'agenouiller dans la chapelle de Saint-Martin, si connue des fidèles. Il y restait longtemps, absorbé dans ses méditations. Ainsi commençait sa journée, qu'allaient remplir tant d'œuvres de charité et de miséricorde! Ni l'humidité ni le froid ne le retenaient, et, pendant les longues années de son ministère, nous l'avons vu, chaque jour, fidèle à cette pieuse habitude, que la maladie seule, sur la fin de sa vie, l'a forcé d'interrompre.

Après la prière, les confessions, jusqu'au moment où il montait au saint autel.

Directeur sage, prudent, plein de tact, connaissant à fond le cœur humain, il avait, au tribunal de la pénitence, des consolations pour toutes les douleurs, des remèdes appropriés à toutes les blessures, des conseils pour toutes les situations. Dans ces confidences intimes où tant de cœurs souffrants venaient chaque jour s'épancher à ses pieds, que de bien a fait, pendant sa longue carrière, ce vénérable prêtre! Dieu seul sait les âmes chancelantes qu'il a raffermies, les désespoirs qu'il a calmés, les pécheurs qu'il a ramenés à la vertu. Que de familles lui ont dû leur tranquillité et leur bonheur ! Ce n'étaient pas seulement les simples fidèles qui s'adressaient à lui, beaucoup de ses confrères, aussi, l'avaient choisi pour leur confesseur, et trouvaient dans sa grande expérience des choses et des hommes les lumières nécessaires pour diriger les autres et se diriger eux-mêmes. Selon le vœu que formait, en le nommant à Vendôme, Mgr de Sauzin, il était pour chacun d'eux un guide et un modèle. Le guide a disparu, mais le modèle sera toujours sous leurs yeux, et les aidera à rester dignes d'eux-mêmes et de leurs sublimes fonctions.

Avec le confessionnal, il est pour le prêtre un autre moyen d'agir sur les âmes, c'est la chaire. Se rappelant cette recommandation du Sauveur, « Allez, enseignez l'Évangile, » l'abbé Caille avait fait de la prédication une de ses premières obligations. Il n'y manqua jamais, et malgré la fatigue, surtout dans ses dernières années, on sait combien il était heureux toutes les fois qu'il pouvait distribuer à son peuple le pain de la parole de vie. Notre saint curé n'etait pas un orateur disert, polissant ses pensées, ajustant ses périodes ; non, les artifices de la rhétorique ne le préoccupaient guère. Toute nourrie des divines Écritures, sa parole simple, familière, dédaignant les mots pour s'attacher aux choses, était celle d'un apôtre. Pressé comme il l'était par l'amour de Jésus-Christ et celui des âmes, à peine était-il en chaire, qu'il se mettait en rapport avec son auditoire. Il s'identifiait avec lui, avec ses besoins, et, sous cette phrase sans apprêt, il y avait toujours une chaleur, une vie, qui se communiquaient à tous ceux qui l'entouraient. Avec l'autorité du prêtre, on sentait en lui la tendresse du père ; aussi personne ne restait froid ou indifférent.

Mais où il fallait l'entendre, c'était aux messes de confréries, à ces messes que les différents corps d'états font célébrer chaque année en l'honneur de leur patron. Son auditoire favori, c'étaient les ouvriers. Grâce aux nombreux travaux qu'il avait exécutés dans son église, il s'était constamment trouvé en rapport avec eux. Il les connaissait, il les appréciait, il les aimait. Il y avait, on peut le dire réciprocité. Les ouvriers l'aimaient, et sentaient qu'il y avait, sous cette soutane de prêtre, un cœur plein de dévouement pour eux. Aussi c'était plaisir de voir avec quel bonheur ces hommes simples et droits écoutaient ses allocutions. Comme ils étaient suspendus à ses lèvres, quand il leur donnait, avec un texte de l'Évangile, la solution des questions sociales si souvent agitées devant eux ! ou bien, quand il les prémunissait contre ces faux docteurs qui viennent à eux sous la peau de brebis, et ne sont au fond que des loups ravisseurs ! Sa parole allait toujours à leur cœur, ils la regretteront longtemps.

Son zèle était remarquable en tout, mais nulle part il n'était plus touchant qu'auprès du lit des mourants. Si rien n'est beau, si rien n'est consolant comme les derniers rapports du prêtre avec le chrétien près de quitter la vie, aucun ministère aussi n'offre plus de difficultés. Dans ces entretiens suprêmes, où se débattent de si graves intérêts, il faut, pour persuader, cette éloquence du cœur que Bourdaloue lui-même regardait comme l'art par excellence, l'art des arts (1). Cette éloquence, l'abbé Caille la possédait toujours. Sous des apparences un peu froides, se cachait en lui une profonde sensibilité, qui ne se manifestait jamais mieux que dans ces circonstances solennelles. Il avait pour ces chrétiens qui allaient mourir, pour ces pauvres pécheurs sur le point de paraître devant leur juge, les exhortations les plus tendres, les plus pathétiques, les plus propres à réveiller en eux, avec la douleur de leurs fautes, la confiance en la miséricorde infinie de Dieu. Sous l'action de cette parole émue, toute empreinte de la charité de Jésus-Christ, que d'hommes ont retrouvé, pour bien mourir, la foi longtemps perdue de leurs jeunes années ! que d'existences troublées par les passions ont fini d'une manière édifiante !

D'après cela, on peut juger quelle place tenaient dans ses préoccupations quotidiennes les malades, ses chers malades, comme il les appelait. Quand il s'agissait d'eux, cet homme de Dieu connaissait tout le prix du temps. Il savait que d'une minute peut dépendre le salut d'une âme. Aussi,

---

(1) Voir Bretonneau, préface des Œuvres de Bourdaloue.

apprenait-il qu'un de ses paroissiens était en danger, il laissait tout, et se mettait en route, quelque temps qu'il fît. Que de fois ne l'avons-nous pas rencontré, — et ce spectacle nous a toujours attendri, — déjà brisé par la vieillesse, une jambe presque paralysée, allant, ou plutôt se traînant d'une rue à une autre, pour visiter, sur son lit de douleur, le pauvre et l'artisan ! Rien ne l'arrêtait. Un jour, il avait alors près de quatre-vingts ans, on lui dit qu'au faubourg Saint-Lubin une femme pauvre et âgée se meurt au fond de sa mansarde. La distance à parcourir est grande pour lui ; peu lui importe ! le voilà parti. Il arrive avec peine à la maison indiquée. Il monte les marches d'un escalier délabré, et parvient jusqu'à la malade. Il la confesse, il la prépare à mourir ; puis, son ministère rempli, il se dispose à descendre. Mais tout à coup la nature l'emporte sur son courage, ses jambes fléchissent, il perd l'équilibre ; il roule de marche en marche, et retombe lourdement sur le sol, le corps meurtri, la tête ensanglantée. Au bruit de sa chute, un brave soldat qui passait accourt tout ému. Il le relève avec précaution, il prend sous son bras le bras du vieillard, et, nous rappelant le bon Samaritain de l'Evangile, il le soutient, le ramène à petits pas, doucement, bien doucement, jusque chez lui ; il ne le laisse qu'après l'avoir remis entre les mains de ses serviteurs.

Tel était l'abbé Caille. Pour sauver les âmes il savait tout braver, le péril, la mort même. Il l'avait prouvé à Romorantin, il le montra aussi à Vendôme.

Qui d'entre nous oubliera jamais la date néfaste du 15 décembre 1870 ? Le combat livré sous nos murs venait de finir ; la nuit descendait sombre et triste sur la ville. Tandis que l'armée française exécutait son mouvement de retraite, les habitants, retirés au fond de leurs demeures, attendaient, la mort dans l'âme, l'odieuse visite de l'ennemi. A ce moment, un vieillard gravissait seul, péniblement, la rampe ardue du vieux Château, et se dirigeait vers le petit village du Temple, qu'ébranlait encore le bruit du canon et de la fusillade. Ce vieillard, c'était l'abbé Caille. Inquiet du sort des victimes tombées pendant la lutte, il avait quitté, à l'insu de tous, son presbytère. Arrivé sur le champ de bataille, à quelques pas de l'armée allemande, on pouvait le voir, peu soucieux de sa vie, cherchant partout nos pauvres blessés, les confessant, les consolant, leur rendant tous les services en son pouvoir. La nuit était complète quand, reprenant le chemin qu'il avait déjà parcouru, il rentrait à son presbytère, le corps brisé par la fatigue, mais avec la jouissance qu'apporte toujours au cœur du bon prêtre le devoir accompli.

Pendant son long ministère, pour mieux gagner les âmes à J.-C., l'abbé Caille, à l'exemple de son divin maître, avait su se faire tout à tous. Il était l'homme des riches aussi bien que l'homme des pauvres. La charité les confondait tous dans son cœur. Quand il arriva parmi nous, il y avait encore à Vendôme beaucoup de ces grandes familles dont la présence donna, pendant si longtemps, à notre cité un cachet tout à fait aristocratique. Ces familles, qui toutes avaient un nom illustre, pleines de respect pour leur nouveau curé, le recevaient avec plaisir; elles aimaient à lui faire les honneurs de leur intérieur. L'abbé Caille répondait toujours à leurs invitations. Dans ces salons, où s'étaient conservés le savoir-vivre, l'urbanité de l'ancienne société, où l'on savait encore causer, il n'était point déplacé. Il y portait des formes simples et polies, une retenue, un tact qui faisaient apprécier son commerce, et dénotaient en lui l'homme bien élevé.

Ces relations, du reste, n'étaient pas pour lui une simple étiquette, il y trouvait encore un de ses moyens les plus puissants pour faire le bien. Beaucoup de ces représentants de la vieille noblesse française, fidèles aux traditions de leur race, étaient heureux de mettre à sa disposition les ressources dont il avait besoin pour ses pieuses entreprises et pour venir en aide aux malheureux. Parmi ceux qui lui prêtèrent le plus actif concours, nous croyons devoir nommer ici un homme qui fut si longtemps, dans notre ville, l'initiateur et le père de toutes les œuvres charitables, M. Hippolyte de Trémault, ce parfait modèle du gentilhomme et du chrétien.

C'est avec l'aide de ces religieuses familles qu'il commença la maison des pauvres orphelines; c'est avec leurs largesses encore qu'il fonda cette florissante école des Frères, si sympathique à la population, et à qui tant d'enfants de notre pays ont dû, depuis plus de quarante ans, l'inestimable bienfait d'une éducation chrétienne (1).

S'il était l'homme des riches, il était aussi l'homme des pauvres; ces déshérités de la fortune, ces amis de J.-C., étaient surtout ses amis. C'est sur eux qu'il aimait à déverser tous les trésors de son cœur. A voir l'air de confiance avec lequel ces vieillards, ces mères de famille dans la détresse, ces ouvriers sans travail, l'abordaient, lui contaient leurs peines, lui exprimaient leurs besoins, on sentait qu'il y avait entre eux et lui les rapports intimes qui unissent des enfants à leur père. Leur père! il l'était en effet. Sa porte leur était toujours ouverte. Lui-même allait les visiter dans leur misérable réduit, s'informant de leurs besoins, s'épuisant, on peut le dire, pour les soulager. Souvent aussi, sa charité prenait une autre direction, et s'en allait, d'une manière discrète, chercher ces misères inconnues, cette pauvreté qui, pour se cacher sous des apparences contraires, n'en est que plus triste, plus digne de pitié. Quand il l'avait découverte, il mettait toujours à la soulager cette délicatesse, cette gaîté de cœur qui relève l'aumône aux yeux des malheureux, et lui mérite toutes les bénédictions de Dieu (2).

C'est dans la pratique de toutes ces vertus que l'abbé Caille était arrivé aux dernières limites de la vieillesse. Avec les années étaient survenues les infirmités. La décadence commença par un mal à la jambe. Bientôt après une paralysie vint frapper tout le côté droit du corps. Le saint vieillard supporta, avec l'esprit de foi qui lui était si familier, ces souffrances, par lesquelles Dieu voulait épurer sa vertu, et lui donner ce je ne sais quoi d'achevé dont parle notre grand Bossuet. Toutefois, si le corps s'affaissait, l'âme conservait toute son énergie. Rien de plus édifiant que de voir le courage avec lequel cet homme vraiment exemplaire luttait

---

(1) Les Frères, à Vendôme, ont été chassés, il y a bientôt deux ans, par la Municipalité, de la maison achetée pour eux par M. Caille. Ils ont trouvé aussitôt pour se réinstaller, grâce aux efforts et au zèle de M. l'abbé Monsabré, curé de la Madeleine, un autre local, une maison superbe, parfaitement appropriée à sa destination.

(2) Hilarem enim datorem diligit Deus. II, Cor. IX, 7.

contre les défaillances de la nature, pour retenir encore quelques-unes des habitudes de sa vie sacerdotale. Ses mains tremblantes ne pouvaient se résoudre à laisser son bréviaire, dans lequel il cherchait des yeux, ou plutôt du cœur, quelques-unes de ces prières qui avaient tant de fois rafraîchi son âme et alimenté sa piété. De temps en temps, avec l'aide d'un de ses vicaires, et grâce à des efforts surhumains, il arrivait à pouvoir offrir le Saint Sacrifice. Mais bientôt cette consolation lui fut enlevée. La maladie devint plus forte que son courage. Il fallut s'arrêter tout à fait.

Nous ne saurions dire quelle peine, quel déchirement de cœur il éprouva, quand il se vit forcé d'abandonner, l'une après l'autre, les différentes fonctions de ce ministère qu'il avait exercé, avec tant de bonheur pour lui et d'édification pour le prochain, pendant plus de soixante ans. Une nouvelle attaque, qui survint au commencement du Carême, lui porta le dernier coup. Dès lors il ne fit plus que languir et s'affaiblir de jour en jour, toujours calme sur son lit de douleur, résigné à la volonté de Dieu, plein de confiance en sa miséricorde. Enfin le moment arriva où il allait nous quitter, ce bon serviteur qui avait si bien fait valoir le talent confié à sa fidélité, le noble athlète qui, lui aussi, pouvait dire comme saint Paul : *Bonum certamen certavi!* Le matin du lundi 24 octobre, sans crise, sans souffrance, son âme, fortifiée par les Sacrements, se dégageait de son enveloppe mortelle, et allait recevoir dans le sein de Dieu la récompense due à ses vertus.

Heureux, mille fois heureux ceux qui meurent comme lui dans le Seigneur ! *Beati qui in Domino moriuntur !*

Avec M. l'abbé Caille disparaît le dernier lien qui nous rattachait encore à cet ancien clergé blésois dont nous avons pu, dans notre jeunesse, contempler les rares et glorieux débris. Nous aimions à voir revivre dans ses récits ces hommes vénérables qu'il avait connus, ces prêtres qui, appelés à servir l'Eglise dans des jours orageux, subirent toutes les épreuves du juste décrites avec tant d'âme par le grand apôtre (1). Nous aimions à les suivre avec lui jusque sur la

(1) Ad Hebr., cap. ix, v. 36, 37, 38.

terre d'exil où leur vertu, supérieure à toutes les séductions, arrachait à Joseph de Maistre un cri d'admiration (1). Maintenant, ces entretiens si chers à notre piété filiale, nous ne les entendrons plus. Ces figures si dignes de nos respects, elles ne passeront plus devant nos yeux. Saluons-les du moins encore une fois. Et si la tempête qui menace vient à éclater, demandons à Dieu d'imiter ces saints prêtres, et de défendre comme eux, avec le même courage, la même simplicité, la même persévérance, la cause sacrée de la justice et de la vérité.

L'Abbé L.

(1) Du Pape, livre III, ch. III, § 11.

†

Blois, imprimerie Lecesne.

www.ingramcontent.com/pod-product-compliance
Lightning Source LLC
Chambersburg PA
CBHW061530040426
42450CB00008B/1868